SURDI-MUTITÉ

SURDITÉ PSYCHIQUE

EXERCICES ACOUSTIQUES MÉTHODIQUES

PAR

Les Drs C. ASTIER et J. ASCHKINASI

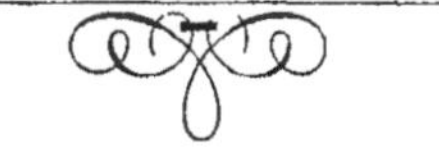

BAR-SUR-AUBE

Typographie et Lithographie A. LEBOIS

—

1897

SURDI-MUTITÉ

SURDITÉ PSYCHIQUE

EXERCICES ACOUSTIQUES MÉTHODIQUES

Par les Drs C. ASTIER et J. ASCHKINASI

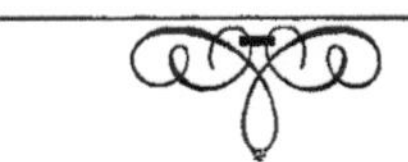

BAR-SUR-AUBE

Typographie et Lithographie A. LEBOIS

1897

Vienne, le 11 Avril 1897.

Je vous adresse d'une façon toute particulière mes remercie-
ments pour l'envoi de votre article où la question des exercices
acoustiques est traitée avec tant de clarté.

Je salue votre travail avec d'autant plus de joie que ces
aspirations, éminemment humanitaires, ne comptent jusqu'à
présent que très peu d'adeptes. Un nombre considérable de
spécialistes traitent cette question avec indifférence, la né-
gligent. Et cependant, en présence des résultats si fréquents et
si évidents, celui qui s'occupe comme il convient de cette
méthode se trouve largement, richement récompensé par les
succès qu'il obtient.

Puisse votre travail donner une impulsion en France, faire
avancer d'un grand pas cette question des exercices acoustiques ; n'est-ce pas en France du reste que l'admirable Itard
leur a donné naissance.

Avec ma haute considération,

Victor URBANTSCHITSCH.

SURDI-MUTITÉ, SURDITÉ PSYCHIQUE

EXERCICES ACOUSTIQUES MÉTHODIQUES

Comme à la base de tous les grands problèmes médicaux, on trouve le nom d'Hippocrate lié aux premières recherches sur la surdité et la mutité. Nous avons grand soin de séparer ces deux termes et de ne pas prononcer le mot de « surdi-mutité », parce que Hippocrate, tout en s'occupant de la surdité au point de vue de l'organe de l'ouïe, et de la mutité en tant qu'impossibilité de parler, n'avait pas compris la relation qui peut exister entre l'une et l'autre. Il faut arriver à Bonnafont pour nous donner cette formule, qui maintenant nous paraît bien simple, et qui a fait faire un pas si énorme à la question : « on est muet parce qu'on est sourd ».

Dès lors, un champ nouveau était ouvert aux recherches ; on ne s'inclina plus devant un état qu'on considérait comme immuable, comme un trouble irrémédiable. Hippocrate et ses successeurs admettaient que l'homme était placé au sommet de l'échelle zoologique, grâce à une propriété psychique qui manque aux animaux : le langage articulé. Et tous voyaient dans la mutité une anomalie, un trouble, la suppression simple de cette propriété primordiale. Ils n'avaient pas entrevu une relation entre le langage et l'organe de l'ouïe. Bonnafont et ses successeurs, en montrant que la mutité est amenée par la surdité, ont poussé les otologistes dans une voie nouvelle, et aujourd'hui tous leurs efforts tendent à combattre les lésions de l'organe auditif pouvant aboutir à la surdité.

*
* *

La question de la surdi-mutité avait été abordée à la fin du xviᵉ siècle, et on cite le Père Pedro Ponce, un Espagnol, comme fondateur de l'enseignement des sourds-muets. Mais c'est l'abbé de l'Epée qui, en 1778, fonda à Paris une institution de sourds-muets. Presque en même temps, Heinicke en faisait de même à Leipzig. Ces deux écoles subirent un sort absolument différent. En Allemagne, on s'efforçait de faire entrer le langage articulé dans l'enseignement; en France, jusque dans ces derniers temps, on apprenait aux sourds-muets le langage des signes et des gestes. Les avantages du premier procédé se sont montrés si manifestes, que les congrès internationaux d'otologie et de surdi-mutité, tenus à Milan en 1880, se sont prononcés pour le langage articulé comme étant la seule méthode rationnelle.

La surdi-mutité est une question si importante qu'elle mérite pleinement le droit d'attirer l'attention des savants, et il est réellement à souhaiter qu'elle devienne un sujet de recherches plus sérieuses qu'elle ne l'a été jusqu'à présent.

Sans vouloir parler de l'infirmité par elle-même, qui met le malheureux qui en est atteint en dehors de la société, arrêtons-nous sur quelques données statistiques. qui nous indiquent la fréquence de cette affection.

Il serait fort intéressant de prendre en considération l'humanité toute entière, toute la population du globe terrestre, et d'établir le pourcentage des sourds-muets. Malheureusement c'est chose impossible, car les recherches statistiques n'ont porté que sur les états européens, et encore faut-il en exclure la Russie, où ces données nous manquent; par cela même le chiffre présentant le pourcentage de sourds-muets pour la population européenne perd en quelque sorte de sa valeur, car cette grande puissance orientale, avec sa population de 120 millions d'habitants, présente dans les divers points de son immense étendue de fort grandes différences telluriques, géologiques, sociales et hygiéniques, toutes choses qui ont une grande importance sur la fréquence de la surdi-mutité. Avant d'entrer dans la discussion des données numériques, citons le passage suivant que nous empruntons au traité des maladies de l'oreille d'Urbantschitch :

« La surdité en général, qu'elle soit congénitale ou acquise, offre, suivant une statistique de Mayer, de Munich, une proportion moyenne de 7,4 p. 10.000 ; en Europe, la proportion est de 7,81 p. 10.000 ; la proportion est relativement faible pour la Hollande (3,35 ; 1.199 sourds-muets sur 3,575,080 habitants); puis, pour la Belgique, 4,39 ; 1.989 sourds-muets sur 4,529,560 habitants. La proportion en Grande-Bretagne et Irlande est de 5,7 (18,152 sourds-muets sur 31,631,212 habitants); en Danemark, 6,2 (1.156 sourds-muets sur 1,864,496 habitants) ; en France, 6,2 (22.610 sourds-muets sur 36,102,921 habitants); en Espagne, 6,9 (10.605 sourds-muets sur 15,658,531 habitants); en Italie, 7,3 (19.385 sourds-muets sur 26,413,132 habitants) ; en Norwège, 9,22 (1.569 sourds-muets sur 1,701,756 habitants); en Autriche (moins la Hongrie). 9,6 (19.601 sourds-muets sur 20,394,980 habitants); en Allemagne, 9,6 (38.489 sourds-muets sur 39,862,133 habitants) ; en Suède, 10,2 (4.266 sourds-muets sur 4,168,525 habitants); en Hongrie, 13,4 (20,699 sourds-muets sur 15,417,327 habitants); en Suisse, 24,5 (6.544 sourds-muets sur 2,699,147 habitants) ; en Autriche (Cisleithanie), les proportions sont de 10,2 pour la Haute-Autriche, 27,8 pour Salzbourg, 20,6 pour la Syrie, et 44,4 pour la Corinthie ; la proportion la plus forte est celle de Zell-am-See, dans la province de Salzbourg, et celle de Saint-Vert et de Wolfsberg en Corinthie, qui dépasse 50 pour 10,000 ; il y a donc un sourd-muet sur 200 habitants.

La surdité se rencontre plus souvent chez les garçons que chez les filles ; suivant les calculs de Wilde, pour la surdité congénitale la proportion est de 100 : 74,5 ; au contraire, pour la surdité acquise, elle est de 92 (garçons), 96 (filles). »

Pour notre compte personnel, nous ne sommes pas d'accord avec la moyenne de Mayer. Admettant avec lui le chiffre de 7,81 sourds-muets pour 10,000 habitants en Europe, il est impossible d'évaluer le pourcentage de l'humanité entière à 7,4, car, sur les autres continents, ils sont en bien plus grande proportion qu'en Europe. Il a été constaté que les nègres de l'Afrique présentent un nombre 4 fois plus grand de sourds-muets que les Européens.

Il nous manque encore, sous ce rapport, la statistique d'un pays qui compte 400 millions d'habitants : la Chine. Or, étant donné que les conditions hygiéniques sont détestables, la densité de la population énorme, on peut supposer que le nombre des sourds-muets y est considérable. Combien d'autres pays ont échappé à toute recherche statistique, et présentent toutes les conditions favorables à multiplier le nombre des sourds-muets? Nos recherches personnelles en Russie nous ont fourni l'occasion d'observer bien plus souvent des sourds-muets qu'en Autriche ou en France, et nous avons la certitude que la Russie étant prise en considération, la moyenne de Mayer est au-dessous de la vérité. Encore nos observations n'ont pu être faites que dans la Russie méridionale, principalement sur les côtes de la Mer Noire, où les conditions économiques sont essentiellement meilleures que dans d'autres départements du vaste empire.

Faisons maintenant remarquer, à propos des données ci-dessus, que la statistique ne peut prétendre à une exactitude scientifique. Ainsi pour la France, l'Algérie comprise, nous trouvons 22.610 sourds-muets. D'après le dernier recensement (1876), dit Calmettes, le nombre des sourds-muets en Algérie serait de 419 hommes et 218 femmes, en tout 637 individus. Or, la population étant de 2,867,626 habitants, la proportion serait extrêmement faible (moins de 3 pour 10.000). Mais ce chiffre ayant été fourni par le recensement à domicile, on peut se demander s'il ne se trouve pas d'autres malheureux admis par exemple comme indigents dans les hospices, ce qui augmenterait un peu la proportion totale.

A notre avis, une objection pareille doit s'étendre à toutes les données statistiques que la littérature spéciale possède. Toutefois. nous jugeons aussi bien nécessaire qu'intéressant de donner le tableau suivant, que nous empruntons à l'intéressant travail du docteur Holger-Mygind ; cette statistique présente le double avantage d'être plus récente et plus détaillée à la fois :

PAYS	Années	Population	Sourds-Muets	Sourds-Muets pour 100.000 hab.	Sourds-Muets		S.-M. Femmes p.^r 100 hommes
					Hommes	Femmes	
Suisse	1870	2.669.147	6.544	245	—	—	—
Autriche	1880	22.144.244	28.958	131	15.935	13.023	82
Hongrie	1881	15.642.102	19.874	127	10.589	9.285	88
Bade	1871	1.461.562	1.784	122	942	842	89
Alsace-Lorraine	1871	1.549.587	1.724	111	977	747	76
Wurtemberg	1861	1.720.708	1.910	111	1.019	891	87
Suède	1880	4.565.668	4.834	106	2.681	2.153	80
Prusse	1880	27.279.111	27.794	102	15.168	12.627	83
Finlande	1880	2.060.782	2.094	102	1.183	915	77
Norwège	1886	1.922.105	1.826	95	1.029	797	77
Bavière	1871	4.863.450	4.381	90	2.252	2.129	94
Irlande	1880	5.174.836	3.993	77	2.163	1.830	87
Portugal	1878	4.161.980	3.109	75	1.799	1.310	73
Grèce	1879	1.679.559	1.085	65	—	—	—
Danemark	1890	2.172.380	1.411	65	745	666	89
Saxe	1880	2.972.805	1.747	59	941	806	86
France	1876	36.905.788	21.395	58	11.460	9.935	87
Ecosse	1881	3.933.300	2.142	57	1.149	993	86
Italie	1881	28.461.681	15.300	54	8.707	6.593	76
Angleterre	1881	25.974.439	13.295	51	7.111	6.184	87
Espagne	1877	16.623.384	7.629	46	4.625	3.004	65
Belgique	1875	5.336.185	2.280	43	1.608	1.072	89
Hollande	1879	3.575.080	1.199	34	629	570	91
Total		222.849.875	176.312	79	92.919	75.371	83
États-Unis (Am. du N.)	1880	50.155.785	33.878	68	18.567	15.311	82
Total		273.005.658	210.190	77	110.879	91.682	83

Ici les chiffres sont pris comme une moyenne, car, pour le même pays, le nombre des sourds-muets est loin d'être identique entre deux départements. Ainsi, pour la Suisse, dans le canton de Bâle, il y a 54 sourds-muets pour 100,000 habitants, tandis que dans le canton de Lucerne on en compte 436. En tous cas, d'après ces données approximatives, nous voyons que la moyenne varie avec chaque pays, et pour 100,000 habitants nous aurons le minimum en Hollande (34) et le maximum en Suisse (245). En prenant en considération la moyenne générale établie pour 100,000 habitants, qui est chiffrée d'après le tableau par 79, on peut tirer la conclusion que le nombre total des sourds-muets dépasse un million.

Quelles sont les causes d'inégale répartition dans ces divers pays ? Plusieurs peuvent être invoquées : les conditions géologiques, la pureté de l'eau, les conditions sociales et hygiéniques, l'hérédité, les maladies épidémiques, amenant comme conséquence des maladies d'oreilles, les maladies mentales chez les parents, l'idiotie et le crétinisme.

Les pays montagneux ou ceux qui sont le plus chargés de population présentent une proportion bien plus grande de sourds muets que les autres. Bien entendu, ce n'est pas la hauteur du pays qui doit être invoquée comme cause directe, mais bien plutôt les mauvaises conditions sociales et hygiéniques qui en résultent (pauvreté, mauvais logements, mariage entre consanguins).

En considérant le nombre total des sourds-muets pour les classer par religions, nous trouvons également des différences numériques. Les catholiques offrent le nombre le plus petit ; viennent ensuite les protestants, les autres pays chrétiens et enfin les Israélites, qui fournissent le plus grand pourcentage. D'après Kramer, les Israélites donnent presque 4 fois plus de sourds-muets que les catholiques. La cause de ce fait n'est sûrement pas dans le culte religieux, mais il faut la chercher dans les conditions sociales ; ainsi, chez les Israélites, le mariage entre consanguins a lieu bien plus souvent que dans les autres religions.

*
* *

Quel est le pronostic de la surdi-mutité ? Ici, nous nous voyons forcés d'élargir la question et de parler de la surdité en général.

Evidemment la surdité n'entraîne pas toujours la mutité ; celle-ci tient absolument à l'époque de la vie à laquelle elle s'est établie.

« Dans la surdité acquise, dit Politzer, pendant les quatre premières années de la vie, il y a, presque sans exception, production de mutité ; quand la surdité survient entre la quatrième et la septième année, la faculté du langage est très souvent perdue, malgré toutes les mesures didactiques possibles ; mais pourtant il n'est pas rare, surtout avec des enfants intelligents qui ont appris déjà à lire, d'arriver à prévenir le développement de la mutité par une attention particulière de l'entourage. La surdité acquise au-delà de sept ans ne conduit que rarement à la mutité ».

Déjà Itard avait remarqué chez les sourds-muets divers degrés de surdité, et il divisa la fonction auditive en 5 degrés : 1° audition de la parole ; 2° audition de la voix ; 3° audition des sons ; 4° audition des bruits ; 5° audition nulle ou surdité complète.

Plus tard, Kramer avait remarqué six catégories de surdité et Toynbee sept. Sans entrer dans la discussion détaillée de la question, disons que cette division peut être avantageusement remplacée par surdité complète et surdité incomplète.

La question de la surdité en général doit occuper une place des plus respectables dans l'otologie, et sa fréquence excessive mérite d'attirer l'attention d'une façon tout-à-fait spéciale. Bien que nos observations personnelles sous ce rapport soient relativement récentes, nous sommes portés à accepter le chiffre excessivement élevé, qui nous a été fourni à Vienne, à savoir que l'humanité présente un sourd pour 100 individus.

D'après Bull, la surdité complète ou absolue ne compte que 21 p. 100 du nombre total des sourds-muets ; les recherches d'autres savants ont donné un pourcentage plus élevé, mais il faut prendre en considération que les idiots et les crétins occupent une large place dans le nombre des sourds-muets sur lesquels ont porté les recherches. Si l'on exclut cette catégorie, ce qui est absolument indispensable, le chiffre de Bull se trouve considérablement réduit. Nous verrons plus loin quelle importance il faut attribuer à l'état intellectuel des sourds-muets ; mais, pour en terminer avec les données statistiques, faisons remarquer dès à présent qu'en 1887, dans les « Annali di Statistica Roma, » on avait entrepris des recherches pareilles, et on avait trouvé une intelligence supérieure chez 53 p. 100 de sourds-muets de naissance et 62 p. 100 de sourds-muets accidentels ; une intelligence moyenne chez 38 et 31 p. 100 et 9 et 7 pour 100 d'intelligences tout à fait inférieures.

Quel est donc le pronostic de la surdi-mutité ? La littérature spéciale possède à ce sujet toute uns série d'opinions, dont les deux extrêmes sont celles de Kramer et de Curtis. Le premier se prononce dans les termes suivants : « La surdité des sourds-muets n'a jamais été guérie, et, d'une façon générale doit être considérée comme inguérissable ». Plus encourageante est l'opinion de Curtis, qui s'engage à diminuer le nombre d'élèves dans les institutions des sourds-muets si on lui permet de soumettre ces enfants à des traitements convenables.

Comme nous le verrons bientôt, Curtis est dans le vrai ; dans le traitement qu'il préconise il institue toute une série d'exercices qui ressemblent beaucoup à ceux dont nous aborderons tout-à-l'heure la description, sous le nom d'*exercices acoustiques méthodiques*.

Nous avons déjà parlé de la nécessité de séparer les idiots et les crétins de ceux qui sont classés comme sourds-muets, pour avoir une idée exacte de la proportion de la surdité absolue. Nous avons fait remarquer que le chiffre de 21 0/0, fourni par Bull, est trop élevé. Il nous reste à communiquer une dernière donnée, d'où l'on peut tirer une conclusion de la plus haute importance : de tous ceux qui sont classés comme sourds ou sourd-muets, il n'y a guère que 2 0/0 qui soient réellement sourds, c'est-à-dire qui soient atteints de surdité complète ou absolue. Par quelle cause a-t-on pu être ainsi induit en erreur et être amené à qualifier de sourd un individu qui ne l'est pas ?

Ici, nous sommes forcés d'aborder la seconde moitié de notre sujet et d'employer le nouveau terme dont vient de s'enrichir l'otologie : la surdité psychique.

Nous entendons sous la dénomination de « surdité psychique » une paralysie du centre percepteur sans lésion appréciable ; c'est, en quelque sorte, une perte de l'éducation, ou pour mieux dire de la capacité auditive. Ce n'est pas la surdité hystérique, car celle-ci est un état morbide bien défini, lié à l'hystérie générale. La surdité psychique n'est jamais brusque comme la surdité hystérique, elle n'en a pas non plus les alternatives. Elle est capable de changements, toujours en rapport avec les changements barométriques, mais on n'observe jamais ces améliorations brusques de la surdité hystérique pouvant aller jusqu'à l'hyperacousie.

L'idée de la surdité psychique n'est pas tout à fait nouvelle. Déjà, en 1843, Deleau a fait remarquer que lorsqu'un sourd-muet entend pour la première fois une parole, qu'il saisit même au point de pouvoir la répéter, il ne la comprend pas ; il est dans l'état d'une personne qui entend un mot étranger. Deux ans plus tard, Krügelstein fait observer que, parmi les sourds-muets, il y en a un certain nombre qui sont atteints de « stupidité auditive », très heureuse expression qui qualifie admirablement l'état de perception auditive de ces malades. Bonnafont fait remarquer que les personnes sourdes, dont l'ouïe est subitement améliorée, doivent mettre un certain temps à apprendre à différencier, à comprendre ce qu'elles entendent ; dans un cas, il a fallu quatre semaines d'efforts, d'études acoustiques.

En 1894, le professeur Benedict, de Vienne, s'occupe tout particulièrement de cette question, et affirme avec autorité qu'un grand nombre de sourds-muets sont considérés tels parce qu'ils n'ont pas, ou ont perdu la capacité de perception du langage articulé, alors que leur organe auditif réagit presque normalement sous l'influence d'autres sons, comme les bruits, les sons inarticulés. Ces individus sont injustement considérés comme sourds. Ils sont dans la situation de quelqu'un entouré de Chinois, et qui serait considéré comme sourd parce qu'il ne comprend pas leur langue.

Nous devons faire rentrer aussi, dans le cadre de la surdité psychique, les observations où il s'agit de malades présentant ou ayant présenté des altérations de l'organe de l'ouïe, altérations ayant influencé le côté moral, si l'on peut s'exprimer ainsi, de la fonction auditive. Ainsi, le Pr Urbantschitsch nous a raconté le cas d'une jeune institutrice française devenue plus sourde au cours d'une otite purulente pour sa langue maternelle que pour l'allemand. Citons cet autre cas d'une jeune Russe que nous avons adressée à notre maître : elle avait été traitée par des exercices acoutisques faits en allemand ; or, lorsqu'on commença à lui parler en russe, elle redevenait sourde pour cette langue. Il arrive également qu'une personne, qualifiée sourde, perçoit bien le choc auditif, dit nettement avoir entendu la parole prononcée et reproduit cependant un autre mot. Ainsi, cette jeune fille, qui est actuellement en traitement chez nous, dit entendre distinctement le mot « femme » lorsque nous lui disons « table ».

Pour expliquer ce phénomène, il faut invoquer la sensation

auditive qui est provoquée par les perceptions sonores. Il a été démontré que chaque son provoque une sensation en quelque sorte tactile, qui a une localisation spéciale. Ainsi les tons profonds provoquent une sensation qui peut être localisée plus près de la région auriculaire, les tons élevés plus près de la ligne médiane du cerveau. Urbantschitsch a observé une jeune fille devenue sourde et qui savait par conséquent apprécier une sensation auditive ; chaque son provoquait une sensation tactile qu'elle localisait tout près du conduit auditif lorsqu'on prononçait « a », au milieu de la ligne médiane pour « i », plus près du front pour « o », plus en arrière, sur la même ligne, pour « e » et « ou ».

Le même savant otologiste rapporte le cas d'une autre jeune fille qu'il traitait par des exercices acoustiques méthodiques depuis un certain nombre de mois. Un jour, il lui dit pour la première fois, à une certaine distance, le mot « clavier », elle entendit le mot « lampe » à elle déjà connu. Toutefois, fit-elle remarquer, ce mot lui avait produit une impression sensitive autre que celle qu'elle éprouvait habituellement lorsqu'on prononçait le mot « lampe ».

Si l'on voulait classer ces états de choses dans un des processus morbides scientifiquement connus en otologie, il nous semble qu'on serait fort embarrassé ; il serait peut-être plus aisé d'en trouver l'explication dans l'état anatomo-pathologique du nerf acoustique ou de son centre cérébral. Politzer, qui combattit Urbantschitsch lors de la première communication sur la surdité psychique, fut néanmoins le premier à reconnaître que « l'anatomie pathologique de la surdi-mutité est presque toute à faire, malgré le nombre considérable d'autopsies. Ce qui est surtout peu connu, ce sont les changements anatomo-pathologiques du centre acoustique qui accompagnent la surdi-mutité ».

Pour nous, dans la surdité psychique, il n'y a pas de lésions à proprement parler du système nerveux. La fonction auditive est seule atteinte ; le sujet n'a pas appris ou a oublié d'entendre, ou même assiste au dépérissement progressif de son pouvoir auditif.

Il y a trois ans, nous nous occupions de la question des cornets acoustiques. Dans le courant de nos recherches, nous fîmes la connaissance d'un ingénieur qui, par la force des choses, dirigeait ses recherches vers le même but. Nous apprîmes qu'il avait consulté, pour ses oreilles, les plus grandes autorités otologiques, et nulle ne pouvait améliorer sa surdité. Il se mit alors à étudier diverses questions d'otologie et acquit de profondes connaissances.

« Désespéré, nous a-t-il avoué, j'ai abandonné tout traitement et j'ai eu recours à un moyen que je n'ai trouvé dans aucun livre : je me suis fait parler beaucoup, et, plus on me parle, mieux j'entends. Je tenais à conserver le peu d'audition qui me restait et je ne voulais pas désapprendre à entendre ».

Notre ingénieur n'était pas éloigné de cette conception que nous qualifions actuellement de surdité psychique, et il appelait « massage acoustique » ce que nous nommons « exercices acoustiques ».

L'idée d'exercices acoustiques remonte au commencement du siècle dernier. Déjà Itard avait remarqué, en 1802, que quelques sourds-muets peuvent percevoir des sons très élevés. Il entreprit des recherches à ce sujet, et, en 1805, le célèbre savant rend compte de ses expériences sur les sourds-muets. Il avait commencé ses exercices à l'aide d'une cloche, dont les tons avaient été progressivement renforcés dans le cours de ses expériences ; plus tard venaient divers tons musicaux, des sonneries rythmiques de tambours, ensuite les sons d'une flûte, plus tard encore les cinq voyelles et, en dernier lieu, les consonnes. Les expériences ne purent être menées à bout qu'avec trois sourds-muets, dont un est arrivé à pouvoir entendre certains mots, le second fit encore plus de progrès, quant au troisième, qui, au commencement, avait notablement devancé ses deux camarades, il se montra plus tard paresseux et il y eut impossibilité de le soumettre à des exercices fatigants.

Plus tard, Beck, en traitant la question thérapeutique de la surdité, se prononce partisan des exercices acoustiques en disant : « Les tons, par eux-mêmes, doivent servir de moyen de réanimer l'activité endormie du nerf auditif et réveiller son pouvoir auditif ».

Avant d'exposer la méthode des exercices acoustiques, la

manière d'y procéder, posons-nous la question suivante : Quels sont les cas qui doivent être soumis à ces exercices ?

A cela, nous répondrons que, toutes les fois que la surdité ne peut être guérie par des moyens thérapeutiques connus, toutes les fois où l'on ne peut compter sur la réussite d'une intervention chirurgicale, il faut avoir recours aux exercices acoustiques méthodiques.

Le vulgarisateur de cette doctrine, le Pr Urbantschitsch, a entrepris des exercices et obtenu des résultats remarquables dans le cas de surdité consécutive à la méningite cérébro-spinale, à la scarlatine, au typhus, à un violent traumatisme et dans deux cas de surdité survenue à la suite d'une frayeur.

Tous ces cas eussent été autrefois jugés inguérissables, car les recherches anatomo-pathologiques avaient démontré de graves lésions. Cependant les résultats furent réellement surprenants, nous. avons pu nous en convaincre lors de notre séjour à Vienne.

L'âge n'est pas une contre-indication à ces exercices acoustiques. Lorsqu'on observe de la surdité chez un enfant en bas-âge, il faut écarter avant tout les causes pathologiques pouvant entraîner consécutivement l'arrêt de la fonction auditive. Telles sont les végétations adénoïdes, telle est l'atrésie du conduit auditif externe, telle est la malformation du pavillon, et tant d'autres causes, l'état général compris. Quand on a écarté toutes ces causes, si la fonction auditive ne se rétablit pas, il faut entreprendre les exercices acoustiques.

Toutefois, ici, la question devient plus difficile, la tâche plus délicate ; il faut, en quelque sorte, préparer l'enfant jusqu'à l'âge où on pourra le soumettre à des exercices méthodiques sérieux, mais plus fatigants. Il faudra constamment tenir le petit être auprès d'une source sonore, faire retentir à ses oreilles des sons musicaux, le chant compris. Il faut lui procurer des jouets et des images embrassant à peu près toutes les conceptions de la vie commune, et il faut que l'entourage, à voix haute et bien articulée, prononce à plusieurs reprises le mot qui représente l'objet, le jouet, de façon à ce qu'on provoque dans le petit cerveau simultanément deux images concordantes : une image visuelle et une image auditive.

La plus grande garantie de succès, aussi bien dans les préliminaires que dans les exercices ultérieurs, c'est l'élève lui-même et la persévérance du côté de l'opérateur. D'une façon générale, il est rare de trouver des enfants sourds qui s'opposent à subir ces exercices, si fatigants qu'ils soient. Nous en avons observé un nombre considérable à l'Institut des sourds-muets de Dœbling, dans les environs de Vienne, et il faut voir avec quel zèle les enfants se prêtent à ces exercices ; il y a même une question de rivalité qui frappe l'observateur. L'enfant éprouve une joie, manifeste une surprise pouvant aller jusqu'au sentimentalisme, lorsqu'il entend et comprend le mot prononcé. Nous avons vu à l'Institut de Dœbling un jeune garçon d'une dizaine d'années qui eut, à l'âge de deux ans, la diphtérie et, comme suites, de la surdité et de la paralysie faciale unilatérale. Cet enfant avait fait des progrès prodigieux ; on pouvait plus ou moins librement converser avec lui, et sa voix avait acquis un timbre musical, malgré la déviation de la langue. A l'entendre parler, il ne pouvait venir à la pensée de personne que ce fut un sourd-muet. Ce garçon, non seulement se prêtait avec la meilleure grâce aux exercices acoustiques, mais encore demandait à ses professeurs la permission d'assister aux leçons de ses malheureux camarades.

Quant à l'opérateur, il a des difficultés énormes à vaincre. Il aura d'abord à lutter avec l'entourage qui, souvent, admet difficilement un traitement purement psychique, où n'entre ni médicament, ni appareil, où le médecin n'emploie aucun instrument. Nous avons actuellement dans le service une jeune fille à laquelle nous avons institué l'éducation auditive ; ce n'est qu'au bout de deux mois que la mère de la malade, étant à même de pouvoir apprécier le résultat de nos efforts, a cessé d'insister auprés de nous pour qu'on fît à sa fille une opération ou qu'on lui donnât quelque médicament. Avant d'entreprendre des exercices acoustiques, nous avons l'habitude de prévenir l'entourage, au moins le plus proche, de la durée souvent très longue de ce traitement, et de la patience énorme dont il faut s'armer. Nous prévenons également la famille d'un autre accident qui, malheureusement, arrive assez souvent, et qui peut décourager non seulement l'entourage, le malade, mais aussi le médecin. En effet, au cours des exercices, il arrive qu'une maladie accidentelle, un simple rhume, un malaise peuvent détruire tout le résultat obtenu antérieurement. Mais disons de suite que ce n'est qu'une perte temporaire : ce qui a été acquis par le malade est acquis pour toujours.

L'opérateur aura encore à lutter avec la fatigue acoustique, envahissant plus ou moins vite le malade. Cette fatigue se manifeste par des phénomènes nerveux : inquiétude, irritabilité, insomnie, lourdeur de tête, incapacité de fixer l'attention sur quelque chose. Il faut surveiller le malade et cesser tout effort aussitôt, car toute insistance ne ferait qu'accentuer l'état de fatigue. Lorsqu'on voit que le malade commence à s'irriter, il suffit quelquefois d'une minute de repos pour pouvoir continuer la séance. On doit toujours avoir en vue les prédispositions émotives plus ou moins grandes auxquelles sont sujets certains malades, et les combattre par des mesures appropriées, mais jamais trop brusques. L'observation personnelle nous a démontré souvent que chaque fois qu'une personne étrangère assiste à la séance, le malade entend moins bien ; l'émotion en est la cause ; aussi avons-nous pour habitude de demander à plusieurs membres de la famille de se tenir près du malade pendant que nous lui faisons exécuter ses exercices.

Une jeune fille, que nous exerçons depuis le mois de février 1896, s'émotionnait tellement en présence de personnes étrangères, qu'elle n'était plus capable d'entendre les mots qu'elle répétait quand elle était seule avec la plus grande facilité, et, finalement, elle se mettait à pleurer. Nous avons commencé par inviter de temps à autre un confrère à venir lui parler, à faire pratiquer par lui les exercices et, petit à petit, nous sommes arrivés, par ces manœuvres, à habituer la malade à parler devant toute personne sans s'en émotionner.

En dernier lieu, nous croyons nécessaire de signaler encore une difficulté, et celle-là n'est pas la moindre pour celui qui entreprend les exercices acoustiques méthodiques : c'est la fatigue physique. Nous avons assisté souvent le Pr Urbantschitsch aux séances d'exercices, et nous avons pu une fois admirer avec quel calme, avec quel sang-froid, sans jamais changer de ton, il persista durant une demi-heure en insistant, sur les mots :

« sechs und zwanzig », et il finit par triompher. La malade, qui commençait à désespérer, est arrivée, à sa plus grande satisfaction, à entendre distinctement ces mots.

Nous n'avons pas l'habitude d'insister trop sur le même mot; lorsque le malade n'entend pas le mot, après que nous l'avons répété quatre ou cinq fois, nous passons à d'autres mots déjà appris par le malade afin d'exciter sa perception auditive, et nous revenons constamment sur le mot qui n'a pas pu être entendu. Nous ne pouvons trop appuyer sur la nécessité absolue, pour l'opérateur, de garder un calme inaltérable, de ne jamais s'irriter. S'il n'a pas la plus grande patience, le malade s'émeut, s'affolle, et il devient impossible d'obtenir le moindre résultat. Pour épargner ses forces, surtout au début du traitement lorsqu'il s'agit d'une surdi-mutité, où il faut avant tout provoquer la perception sonore, le Pr Urbantschitsch a inventé un harmonica qui peut, en bien des cas, remplacer avantageusement la voix humaine. Avec l'harmonica d'Urbantschitsch, on peut obtenir les tons dans une échelle de 6 octaves (E^1 jusqu'à E^4), chaque ton séparément ou plusieurs |combinés. Un manomètre spécial est destiné à indiquer à quelle pression atmosphérique on doit recourir pour obtenir le ton que l'on veut soumettre à l'organe auditif en expérience. Avec cet harmonica, on peut produire un son sous diverses pressions, de 1/10.000e jusqu'à 1/60e de pression atmosphérique.

Cet instrument a une très grande importance pratique et l'on aura recours à lui plus d'une fois lorsqu'on sera chargé de faire l'éducation auditive d'un sourd-muet.

Comment doivent se faire les exercices acoustiques?

Pour exposer la méthode, nous choisirons pour type le cas le plus compliqué : un sourd-muet de naissance, doué d'une intelligence très médiocre, qui n'a reçu aucune instruction. Il est évident, que dans des circonstances pareilles, le premier effort doit tendre à éveiller une impression auditive dans le cerveau du sujet.

Avant tout, disons dès à présent que les exercices acoustiques que nous appelons méthodiques, poursuivent leur but avec la plus grande régularité, en cherchant à provoquer l'évolution successive des différents stades de la faculté auditive. De l'impression auditive, on passe à la perception du son, de là à l'audition d'un mot, et enfin à celle des phrases.

Il s'agit donc, dans notre cas choisi comme type, d'évoquer l'impression auditive. Supposons que les moyens dont nous disposons, c'est-à-dire notre voix ou l'harmonica ou tout autre instrument musical, ne suffisent pas, que faut-il faire ?

En pareil cas, selon les instructions du Pr Urbantschitsch, nous préparons le sujet en expérience de façon à ce qu'il sache d'avance quel son on va prononcer à son oreille.

On fait comprendre au sourd-muet, par les mouvements des lèvres, deux voyelles *a* et *o*, par exemple, et, en même temps, on lui fait comprendre qu'on lui indiquera l'index, chaque fois qu'on prononcera *a*, le médius quand on prononcera *o*. Ceci étant établi, on prononce ces voyelles à l'oreille malade, ayant en même temps recours aux signes digitaux. Plusieurs observations personnelles nous permettent d'affirmer que, par ce moyen, on arrive presque toujours rapidement à faire percevoir l'un ou l'autre de ces sons.

Bientôt, on n'a plus recours aux doigts, et, pour nous convaincre que la perception est juste, nous employons la simple manœuvre suivante : on montre le médius alors qu'on prononce *a* et il faut que le sujet émette le son *a* et non pas *o*.

Il existe un autre moyen de provoquer l'impression auditive : nous voulons parler du son binotique. L'expérience démontre que lorsqu'on applique à l'oreille un diapason, dont les branches sont mises en vibration et dont le nombre des vibrations est déterminé, on obtient un son. Si on applique en même temps à l'oreille, du côté opposé, un autre diapason, donnant un nombre de vibrations moindre que le précédent, le premier son est entendu plus distinctement et avec plus de force. Nous appelons le son émis par le deuxième diapason : son complémentaire. Celui-ci doit toujours produire moins de vibrations que le son principal.

Supposons que le son principal soit *ut*₂ avec 256 vibrations ; tout autre son inférieur sera un son complémentaire, qui, se combinant avec *ut*₂, nous donnera l'impression d'un son plus élevé, bien qu'en réalité *ut*² ne subisse aucune modification. Nous apprécions tel ou tel son d'après le nombre de vibrations qu'il produit, et le diapason *ut₃* est une quantité constante qui ne peut ni augmenter ni diminuer le nombre de ses vibrations.

Pour expliquer ce fait physiologique, il faut invoquer la capacité de perception du centre cérébral. Nous trouvons une analogie de ce fait dans la perception visuelle des couleurs. Le rouge, le jaune et le bleu nous donnent l'impression de la couleur blanche. Si, au lieu du rouge, du jaune et du bleu, nous prenons le rouge et le vert, l'impression visuelle est la même : le vert est dans ce cas considéré comme couleur complémentaire. C'est la couleur blanche qui est la couleur principale pour notre perception cérébrale, c'est elle qui fait réagir avec plus de facilité le centre psychique ; est considérée comme couleur complémentaire toute couleur qui, ajoutée à une autre, provoque l'impression de la couleur blanche.

La même théorie doit être appliquée à la fonction auditive, Nous appellerons un son quelconque complémentaire, celui qui, ajouté à un autre, est capable de provoquer l'impression d'un son plus élevé que celui qu'on expérimente et que nous nommerons, pour plus de simplicité, le son fondamental.

La deuxième explication de ce phénomène physiologique est que, sous l'influence d'un son binotique, quand les deux organes auditifs sont frappés, il se produit un courant sonore, servant à provoquer une seule impression.

Les conclusions que l'on peut tirer de cette théorie sont pleines de conséquences pratiques ; car, lorsqu'il s'agit de provoquer une impression auditive chez un sourd-muet, on peut avoir recours simultanément à une double source sonore, agissant sur les deux oreilles à la fois.

Une fois l'impression auditive éveillée, on arrive à la seconde étape des exercices, c'est-à-dire qu'il faut faire l'éducation du sujet. au point de vue des sons. Les difficultés sont certainement moindres qu'au début. Les consonnes sont toujours beaucoup plus difficilement perçues que les voyelles et l'expérience nous a démontré qu'il faut ne pas trop insister sur telle ou telle consonne et passer rapidement à l'éducation auditive des mots : par l'exclusion d'un son, en le remplaçant par un autre, on arrive plus aisément au but poursuivi. Comme exemple, citons le cas d'une fille que nous avons eue à exercer ; en lui apprenant les

mots « peinture » et « teinture » elle est arrivée à distinguer *p*
et *t* ; les mots « suisse » et « suite » ont servi à lui faire apprécier la différence entre *s* et *t* ; les mots « suite » « fuite » et
« chute » lui ont donné une idée exacte de la différence qui existe
entre les sons *s, f,* et *ch*.

Le Pr Urbantschitsch emploie, dans des conditions pareilles,
toute une série de mots qui sonnent identiquement, comme,
par exemple : Wand, Sand, Land, Fand, Hand, Pfand. Dans un
cas relativement récent, nous avons obtenu de très bons résultats par l'exercice des mots : peinture, teinture, sculpture, su-
ture couture, figure.

Pour l'éducation auditive des mots, on rencontre plus de difficultés et il faut déployer plus de patience que pour l'éducation
des sons. Nous tenons à remarquer qu'il ne faut jamais se servir d'un instrument quelconque, un cornet acoustique par exemple, qui défigure tous les sons. Urbantschitsch a recours à une
manœuvre manuelle : il replie ses deux mains en forme d'en-
tonnoir et applique l'ouverture rétrécie à l'oreille malade ; c'est
ce qu'il appelle se servir du cornet acoustique musculaire.

Avec les malades qui savent lire, nous employons un autre
moyen : nous leur écrivons le mot qu'ils n'entendent pas et
nous le leur prononçons à l'oreille ; le malade nous dit si oui ou
non il entend distinctement le mot voulu. Après quelques séances,
comme mesure de contrôle, nous écrivons un mot et nous en
prononçons un autre, déjà appris, et le malade répète ce qu'il
entend.

L'opérateur doit employer la voix chuchotée, aussi bien que
la voix haute ; quelquefois il obtiendra par l'une ce qu'il ne
peut obtenir par l'autre. Ainsi, Urbantschitsch cite un cas où
la perception auditive ne put être éveillée que lorsqu'on eut di-
minué la force du son. Il s'agit d'un homme atteint de surdité
acquise, qualifiée complète, et qui, même après plusieurs semaines d'exercices. n'arrivait pas à entendre et à distinguer *e*
et *i*. Un jour, les mêmes voyelles avaient été prononcées à haute
voix et infructueusement, comme d'habitude. A un moment
donné, elles sont prononcées à voix murmurée et le malade les
entend distinctement pour la première fois. Dès lors, il entend
également ces voyelles lorsqu'elles sont prononcées à haute voix.

Nous avons indiqué plus haut, qu'en dernier lieu, vient l'éducation auditive pour les phrases. Nons savons que la combinaison des sons forme un mot, et la combinaison de ceux-ci une phrase. Or, il arrive que le malade n'entende pas une phrase dont il peut entendre chaque mot séparément. Le centre percepteur n'est pas encore capable d'éveiller, dans ce qu'on est convenu d'appeler l'intelligence, une idée complète ou pour mieux dire un tableau entier, sous l'influence d'une certaine combinaison de mots formant une phrase. C'est là le signe caractéristique de la surdité psychique ! Il nous est arrivé d'observer des malades qui entendaient parfaitement chaque mot d'une phrase donnée, se rendaient bien compte de la signification de chaque mot pris séparément, mais liés entre eux, combinés en une seule phrase, ces mots n'éveillaient plus aucune idée. C'est cette éducation de la combinaison qui leur manque et que nous devons leur donner par des exercices.

Combien de temps devront durer les exercices acoustiques ? Il est absolument impossible d'y assigner une limite. Du reste, au point de vue physiologique, il faut admettre que les exercices acoustiques ne doivent jamais prendre fin. Chacun de nous est soumis constamment à des exercicec acoustiques, par les paroles qu'on nous adressé, par notre propre parler, c'est-à-dire par tout ce qui constitue la conversation et aussi par le bruit extérieur, jusqu'au roulement des voitures qui vient frapper notre oreille.

Toutefois, les exercices acoustiques méthodiques, que nous considérons comme un moyen thérapeutique, doivent être poursuivis jusqu'à ce que le malade entende et comprenne bien ses propres paroles. Il peut alors être abandonné par le médecin, mais il est néanmoins nécessaire que le malade continue à s'exercer lui-même par la lecture à haute voix, des conversations de tous les instants avec les personnes de son entourage.

Les sourd-muets sont les premiers à tirer le plus grand profit des exercices acoustiques ; avec l'ouïe ils acquièrent avant tout la voix musicale, la voix de tout le monde, dirons-nous. Ce seul résultat est tellement encourageant que tous les instituts de sourds-muets devraient adopter ce mode d'éducation. En effet, tout ce pauvre monde, qui constitue la population des instituts, sera forcé tôt ou tard de gagner son existence par le travail, de demander un gagne-pain à la société. Et, bien que cela soit triste à dire, il est certain que celle-ci prêtera une oreille plus charitable à celui qui s'adressera à elle avec une voix sonore et musicale, qu'à celui qui n'aura à son service que le langage incolore et monocorde des sourds-muets.

Lors de nos observations à l'institut des sourds-muets de Doebling, le sympathique directeur qui fut le premier à reconnaître l'utilité des exercices acoustiques et que nous considérons comme le principal collaborateur du professeur Urbantschitsch, nous démontrait que l'avenir de ses élèves se trouve bien plus assuré depuis qu'on applique la nouvelle méthode.

Jadis les sourds-muets, en quittant l'école, allaient chercher de l'ouvrage dans les villages, à la campagne; le séjour dans les grands centres leur était impossible, dangereux, risquant d'être victimes du grand mouvement des villes. Depuis qu'on emploie les exercices acoustiques, ces pauvres travailleurs peuvent se risquer à chercher l'application de leur main-d'œuvre dans les grands centres; l'école de Doebling compte déjà un certain nombre de ses enfants comme ouvriers travaillant à Vienne. Et cependant combien est insuffisante l'application de la doctrine d'Urbantschitsch à cet institut !

Non seulement elle n'est pas encore considérée comme enseignement obligatoire, non seulement elle est encore en dehors du programme officiel, mais les professeurs ne doivent s'en occuper que pendant les heures de récréation, afin de ne pas empiéter sur le temps de l'enseignement officiel. Il est évident que dans des conditions pareilles, la bonne volonté du directeur et de ses collaborateurs reste impuissante devant la force des choses; les exercices sont faits d'une façon incomplète; l'élève, au lieu d'y être soumis tous les jours et durant au moins un quart d'heure, n'est exercé qu'une, tout au-plus deux fois par semaine et pendant un temps insuffisant. Néanmoins, les résultats obtenus sont réellement surprenants et les chiffres suivants en sont la preuve.

Au commencement de l'année scolaire 1894-95, 60 élèves de l'école de Doebling ont été répartis de la façon suivante :

Traces d'audition chez . . . . 32 élèves
Audition pour les sons chez. . . . . 22 —
Audition pour les mots chez. . . . . 6 —
Audition pour les phrases chez. . . . . . 0 —
———
60

Après six mois d'exercices, le même nombre d'élèves était ainsi réparti :

Traces d'audition chez . . . . , 11 élèves
Audition pour les sons chez. . . . . 21 —
Audition pour les mots chez . . . . 16 —
Audition pour les phrases chez . . . . . 12 —
———
60

Le Pr Urbantschitsch suivait jour par jour l'évolution progressive de l'ouïe de ces élèves ; au bout de six mois, il constata les résultats donnés par ces derniers chiffres, c'est-à-dire que, parmi ceux qui, avant les exercices, ne présentaient au nombre de 32, que des traces d'audition, n'étaient plus que 11 ; 21 avaient passé à la seconde catégorie, c'est-à-dire entendaient les sons.

Sur les 22 élèves qui, avant les exercices faisaient partie de la seconde catégorie, 16 ont passé à la troisième, et les 6 autres ainsi que les 6 élèves qui entendaient déjà des mots avant les exercices, ont passé dans la dernière catégorie, c'est-à-dire étaient capables d'entendre et de comprendre des phrases.

Dans le courant de l'année, le nombre d'élèves qui suivaient les exercices acoustiques avait augmenté, et la liste ci-dessous, dressée à la fin de l'année est non seulement curieuse, mais très instructive et surtout encourageante.

1° De ceux qui ont été considérés comme atteints de surdité absolue :

Ont été amenés à l'audition d'un son. 9
à l'audition d'un ton 17
à l'audition d'une lettre 18
à l'audition d'un mot. 4
2° De l'audition d'un son à celle d'une lettre 7
De l'audition d'une lettre à celle des mots 2
3° De l'audition d'un ton à celle d'une lettre 7
De l'audition d'une lettre à celle des mots 2
De l'audition des mots à celle des phrases 2
4° De l'audition d'une lettre à celle des mots 9
De l'audition des mots à celle des phrases 19
———
92

Lorsqu'on a ces chiffres devant les yeux, et surtout lorsqu'on réfléchit dans quelles conditions peu propices ces résultats
ont été obtenus, on ne peut rester sceptique.

Il est d'usage de considérer la surdi-mutité comme inguérissable ; la plupart des cas de surdité sont classés comme étant
au-dessus de nos moyens thérapeutiques : nous ne partageons
plus cette manière de voir. Nous aimons à nous associer aux
réclamations du professeur Urbantschitsch, qui demande qu'on
introduise les exercices acoustiques méthodiques dans les instituts des sourds-muets comme instruction obligatoire, et que
l'État établisse des services spéciaux dans ce but. Nous ne pouvons trop répéter que chaque cas de surdité, du moment qu'il
est réfractaire aux moyens thérapeutiques ordinaires, doit être
soumis à des exercices acoustiques. Parmi le nombre d'observations que nous possédons dans notre service, nous en avons
une qui concerne une jeune ouvrière atteinte de surdité très
prononcée, et qui, à cause de son infirmité, avait dû quitter
l'atelier : les maîtres ne voulaient plus d'elle.

L'audition pour certains mots et la surdité pour d'autres, le
retard dans la perception auditive, nous firent porter le diagnostic : surdité psychique.

Les exercices acoustiques furent entrepris. Les circonstances
ne nous permirent pas de donner à cette malade tout le temps
nécessaire. Néanmoins, au bout de cinq mois d'exercices, la
jeune fille pouvait retourner à l'atelier sans que sa maîtresse
eût à déployer beaucoup d'indulgence ; les camarades qui, au-
paravant, lui rendaient la vie intolérable par leurs railleries, la
supportaient facilement. Nous continuons toujours les exercices
acoustiques et, à l'heure qu'il est, nous pouvons converser à peu
près librement avec elle.

Nous avons eu l'occasion de présenter ce cas à plusieurs
confrères ; la plupart d'entre eux contestaient notre diagnostic,
prétendant que c'était un cas de surdité hystérique. Il est de
fait qu'on ne se prête pas volontiers aux innovations. Ne vou-
lant pas entrer dans des discussions sans fin, nous nous con-
tenterons de répondre : « Que notre diagnostic soit juste ou non,
notre thérapeutique est bonne : voyez le résultat. »

A quoi bon, en effet, s'acharner à pratiquer le cathétérisme pendant des temps infinis, à faire de l'électricité et tant d'autres traitements, quand on sait, qu'en fin de compte, on n'arrivera qu'à constater l'inefficacité de ceux-ci? Pourquoi vouloir attendre qu'on se trouve en présence d'un cas typique de surdité psychique, pour entreprendre des exercices acoustiques, quand on peut s'en servir aussi avantageusement dans tout autre cas de surdité?

Et puis, n'y a-t-il pas aussi à invoquer le côté psychique de l'audition dans le cas d'une simple otorrhée? Nous en avons parlé plus haut, et Urbantschitsch publie l'observation concernant un musicien qui, au cours d'une otite suppurée, entendait les notes, mais avait perdu la signification de chacune d'elles; tout revint à l'état normal avec l'arrêt de la suppuration. Notre ami le docteur Kaufmann, l'assistant de Politzer, qui n'est cependant pas grand partisan de la doctrine d'Urbantschitsch, nous a avoué qu'un nombre considérable d'observations lui a démontré que l'audition de ces malades atteints d'otite moyenne suppurée, se trouve bien plus améliorée lorsqu'il associe au traitement habituel des séances quotidiennes d'épreuves de l'ouïe par le langage. Il appelle ce moyen d'agir « épreuves de l'ouïe », nous le considérons comme exercices acoustiques.

Hartmann, dans le chapitre de la surdi-mutité de son livre : *Les maladies de l'oreille et leur traitement,* dit entr'autres choses : « Il serait à désirer qu'on en vînt, dans tous les pays, à fournir à tous les sourds-muets l'instruction spéciale qui leur convient, et qu'on arrachât ainsi ces malheureux êtres à leur abandon intellectuel ». L'otologiste de Berlin n'indique pas d'une façon précise l'instruction « qui leur convient », mais il en reconnaît la nécessité et constate en même temps l'insuffisance des efforts faits dans cette voie jusqu'à maintenant. Dans la traduction française, à la page 278, nous lisons le passage suivant :

« Malheureusement, bien des vues erronnées sont encore
« répandues sur les sourds-muents. D'après les descriptions
« qui souvent nous ont été données, on s'attendrait à trouver
« dans les établissements qui leur sont consacrés une collection
« d'êtres maladifs, mal développés, stupides, tandis qu'en réalité
« nous y rencontrons des enfants sains, à l'air éveillé, qui ne
« se distinguent en rien, par l'habitus extérieur, de ceux qui

« sont en possession de tous leurs sens. On croyait aussi que la
« scrofule et les affections pulmonaires étaient fréquentes chez
« les sourds-muets, ce qui n'a lieu que dans une proportion
« très faible. On reprochait encore aux sourds-muets d'être
« indolents, cruels, cupides, irascibles, etc., mais ce sont là
« des défauts qui ne leur appartiennent pas en tant que sourds-
« muets, mais qui sont imputables à une éducation défec-
« tueuse ».

Oui, cette éducation défectueuse, cet abandon intellectuel
sont les conséquences logiques du traitement insuffisant, pour
ne pas dire nul, appliqué à ces malheureux. Donnez aux sourds
l'ouïe, rendez aux sourds-muets la voix musicale, la société ne
leur tournera plus le dos, l'abandon intellectuel n'existera plus.
Nous voyons la possibilité d'arriver à ces résultats dans bon
nombre de cas, par l'emploi des exercices acoustiques méthodiques ; ils offrent une amélioration non seulement morale, mais
aussi et surtout sociale. Les résultats que nous avons obtenus
dans notre service nous sont un encouragement précieux, et
nous croirions manquer à un devoir véritable en ne faisant pas
tout notre possible pour vulgariser cette méthode.